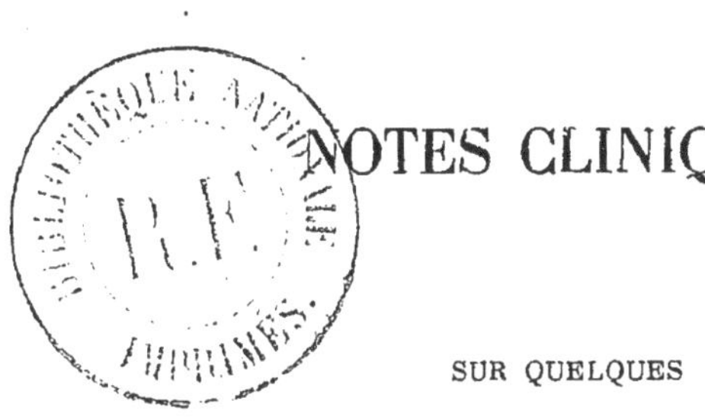

NOTES CLINIQUES

SUR QUELQUES

PLAIES DES DOIGTS.

DU MÊME AUTEUR :

Sur la réparation des parties molles et du squelette dix-huit ans après la perte de tout le corps du maxillaire inférieur. (*Soc. centr. de Médecine du Nord*, sept. 1872.)

Fracture de la colonne vertébrale ; réduction des fragments déplacés ; retour immédiat de la sensibilité et de la motilité ; guérison. (*Bull. méd. du Nord*, 1873, p. 61, et *Gaz. des hôp.*, 15-17 avril 1873.)

Réduction d'une hernie crurale plusieurs heures après deux lavements d'eau de Seltz (*Gaz. des hôp.*, 16 nov. 1878).

Sur la pustule maligne en Flandre (*Journal des Sc. méd. de Lille*, fév. 1879).

Contribution à l'étude de la myosite (*Ibidem*, 1879, et Paris 1880).

Observation sur l'application de plaques métalliques sur un ulcère douloureux de la jambe. (*Soc. des Sc. méd. de Lille*, 1879).

Observations sur la pourriture d'hôpital et la diphthérie pharyngienne, toutes deux mortelles et développées simultanément dans deux foyers en communication médiate (*Ibidem*).

Fractures incomplètes et incurvation des os de l'avant-bras (*Ibidem*).

Traitement des fractures des métacarpiens par l'attelle de zinc. (*Ibidem*, 1880).

Fracture du rocher, guérison ; nouvel accident, seconde guérison. (*Ibidem*).

Doigtier métallique pour le traitement des plaies des doigts. (*Ibidem* et *Soc. de Chir. de Paris*, 31 déc. 1879).

Synovite tendineuse aiguë des fléchisseurs de la main ; traitement sans débridement ; guérison. (*Soc. des Sc. méd. de Lille*, 1881.)

Luxation probable du pouce en avant. (*Ibidem.*)

Luxation du pouce en arrière ; réduction par rotation dans l'extension. (*Ibidem.*)

Dépression du crâne du nouveau-né. (*Ibidem.*)

Ankylose tardive après les fractures du coude. (*Ibidem.*)

Des pulvérisations phéniquées pour affaiblir la sensibilité et supprimer la douleur du traumatisme. (*Ibidem* et *Thérap. contemp.*)

Médecine des chemins de fer. — Côté médico-légal de l'affaire du chauffeur E. contre l'État belge. *Lille*, 1880.

Idem. — Simulation des douleurs d'origine traumatique ; diagnostic par les courants induits et interrompus. (*Journal des Sc. méd. de Lille* et *Gaz. des hôp.*, 10-13 sept. 1881.)

Idem. — Complications tardives observées à la suite de grands traumatismes par accidents de chemins de fer. (*Lecture à la Société de Chirurgie de Paris*, 5 oct. 1881.)

PUBLICATIONS DU JOURNAL DES SCIENCES MÉDICALES DE LILLE.

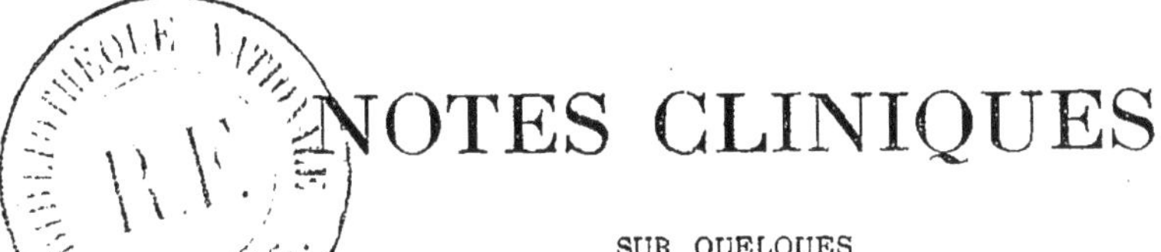

NOTES CLINIQUES

SUR QUELQUES

PLAIES DES DOIGTS

I. Plaie par arrachement du pouce.

II. Plaies par éclatement.

III. Plaies par usure.

PAR LE Dʳ Fʀ. GUERMONPREZ.

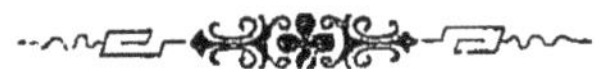

PARIS,

LIBRAIRIE J.-B. BAILLIÈRE ET FILS

19, RUE HAUTEFEUILLE, 19

(près du boulevard Saint-Germain).

1881.

I.

Arrachement de la phalange unguéale du pouce droit avec tout le tendon du long fléchisseur. — Complications au début. — Guérison.

Le 6 novembre 1880, le manœuvre Gau Achille, 19 ans, demeurant à Ronchin, installe un essieu de wagon dans l'un des tours à essieux des ateliers de la Compagnie du Nord, à Hellemmes. Au moment où il achève d'installer la corde enroulée en spirale autour de cet essieu, brusquement un autre ouvrier met inconsidérément la machine-outil en marche, le. manœuvre Gau se sent pris ; et, tout aussitôt, il voit suspendu à la machine un long cordon blanc et au bout de ce cordon une partie de son pouce qui est restée entre la corde et l'essieu.

Il affirme n'avoir éprouvé aucune douleur immédiate ; il assure, de la même manière, n'avoir exercé aucune traction : ce serait donc la machine-outil qui aurait fait l'arrachement.

Après un premier moment de stupéfaction, le blessé éprouve une douleur non pas dans le pouce mais bien dans presque tout l'avant-bras. Cette douleur n'est pas plus localisée à la face antérieure qu'à la face postérieure, elle paraît se calmer par l'action de la marche.

Le pouce arraché se trouve extrêmement aplati, tant sur la face palmaire que sur la face dorsale, l'ongle n'est nullement décollé. La peau et le tissu graisseux ne présentent aucune modification notable. L'os est peut-être aplati et il est certainement fracturé, laissant dans le moignon les parties internes et externes de la surface articulaire. Le tendon arraché est très adhérent à la face palmaire de cette phalange unguéale. Ce tendon, à peine taché de sang , n'a pas été lavé ; il présente, dans sa partie supérieure , des irrégularités sur ses deux faces et surtout sur ses bords ; on n'y peut trouver aucun fragment musculaire à l'œil nu. Une demi-heure après l'accident, la longueur totale du tendon dépasse vingt-trois centimètres ; après une macération de six jours dans l'alcool, cette longueur se trouve réduite à dix-sept centimètres (1).

La plaie est extrêmement irrégulière ; ses bords , festonnés , sont recoquevillés en dedans, très amincis et recouvrent complètement le tissu cellulo-graisseux Le lavage de la plaie ne donne qu'une hémorrhagie en nappe qui est très diminuée par trois ligatures au fil de lin. Ce lavage permet de reconnaître les deux petits fragments de la phalangette , fragments qui sont très adhérents par les ligaments latéraux et dont l'exploration est si douloureuse que le blessé n'en veut pas autoriser l'excision immédiate.

L'inspection de l'avant-bras n'indique rien d'important , mais la palpation permet de reconnaître, à la face antérieure et externe de l'avant-bras, une vive sensibilité à la pression profonde et même un certain degré de sensibilité à la pression superficielle , dans toute l'étendue de la face antérieure du radius de l'éminence thénar et de la face palmaire de la phalange métacarpienne conservée du pouce. Le pansement de Lister est appliqué, en remplaçant toutefois la bande de gaze phéniquée par une bande de tarlatane pourvue de l'apprêt ordinaire et imbibée, comme toutes les pièces du pansement, à l'aide de l'eau phéniquée normale (25 p. 100).

---

(1) L'élongation du tissu tendineux est ici bien évidente et mérite d'être rapprochée du fait publié par M. le professeur Gosselin à propos de l'observation de M. Paris, d'Angoulême (*Gaz. des hôp.* 1874, 812). On sait que Giraldès compare ce résultat à celui qui résulte « d'une forte traction sur un fil de lin composé de fibres parallèles. Quelques-unes de ces fibres se brisent à des niveaux divers et le fil s'allonge en s'amincissant. » *Société de Chirurgie de Paris*, 1er sept. 1874.

Le blessé maintiendra la main à un niveau beaucoup plus élevé que l'épaule.

Le 7 novembre, le blessé a beaucoup souffert pendant toute la nuit. Des douleurs violentes ont siégé non pas dans la plaie, mais bien vers la face antérieure de l'avant-bras, et surtout au niveau de l'éminence thénar et de la partie voisine de la face antérieure du carpe. (*Cinq sangsues* à ce niveau du carpe).

Le pansement est renouvelé, bien qu'il n'ait été que peu souillé par le sang. Une hémorrhagie provenant évidemment de la collatérale externe du pouce survient à ce moment. (Ligature au fil de lin).

Le 8, l'application de sangsues a déterminé un soulagement complet, le blessé n'éprouve plus aucune douleur, mais seulement une gêne très légère au niveau du pouce.

Le 9, légère sensation de pesanteur au niveau du tiers inférieur de l'avant-bras.

Le 10, après un peu de fatigue la veille, de nouvelles douleurs se sont développées vers le tiers inférieur de l'avant-bras, ont causé une insomnie complète et sont devenues, ce matin, tout-à-fait intolérables. On trouve, en effet, dans la partie indiquée, une tuméfaction évidente dans une étendue verticale de trois à quatre travers de doigt, une rougeur diffuse et modérément marquée et surtout une chaleur âcre extrêmement intense et qui rappelle celle du phlegmon. Le membre est d'ailleurs incapable de tout mouvement. (*Huit sangsues loco dolenti* et un purgatif).

Le 11, le soulagement est tout aussi complet qu'après la première émission sanguine locale.

Le 15, le pansement n'a pu être renouvelé depuis trois jours. Une légère douleur existe au niveau de la plaie, on trouve, en ce point, un petit clapier du côté palmaire. Le dernier débris de la phalange unguéale est excisé ; les autres avaient été enlevés lors du renouvellement du précédent pansement.

A partir de ce moment, la marche de la réparation est lente, mais régulière ; le 15 décembre, le blessé commence à savoir tenir une plume.

Vers le 1ᵉʳ janvier, il prend un service de bureau et ne cesse pas de le continuer depuis cette époque.

La cicatrice, un peu délicate, le gêne lorsqu'il heurte la partie terminale du pouce, dont la portion conservée est, d'ailleurs, quelque peu amaigrie, pâlie et refroidie, peut-être en raison du doigt de gant dont il est revêtu presque en permanence.

Tous les mouvements du pouce sont conservés, sauf, bien entendu, ceux de la phalangette dans toute leur étendue ; cet homme écrit aussi convenablement et tout aussi rapidement qu'autrefois[1].

Dans l'observation qui précède, le mécanisme de l'arrachement, pour le moins étrange, n'est pas moins digne d'être signalé que dans celle qui fut présentée le 2 avril 1879 à la Société de Chirurgie de Paris par M. Farabeuf, de la part de MM. Wietkowski et Gorecki. Comme pièces anatomiques, M. Farabeuf présenta les phalanges de l'annulaire gauche d'une femme qui, portant une bague à ce doigt, s'accrocha à un clou (dans lequel la bague s'engagea) en descendant de voiture avec une grande rapidité. Les deux dernières phalanges furent littéralement arrachées (*Gaz. des hôp.* 1879, 317).

Les symptômes observés tout d'abord chez notre blessé se rapprochent remarquablement de ceux qui ont été exposés devant la même Société de Chirurgie le 23 janvier 1861 par M. Larrey, de la part de M. A. Perrier (de la Charité-sur-Loire). Dans ce cas aussi « la deuxième phalange fut brusquement arrachée, *avec son tendon fléchisseur* séparé des fibres musculaires qui s'implantent sur lui. La douleur fut nulle à l'extrémité digitale, et ce pauvre homme ne s'aperçut pas tout d'abord de cette mutilation. » (*Gaz. des hôp.*, 1861, 56-1.) L'observation, publiée le surlendemain de l'accident, n'en indique pas les suites.

Par ces particularités, notre observation se rapproche de celles

---

(1) Ce blessé a été présenté à la Société des Sciences médicales de Lille, dans la séance du 17 novembre 1880.

des chirurgiens militaires chez les cavaliers (Larrey, Legouest et surtout Morand , obs. V, VI et VII , *Mém. de l'Acad. roy. de Chir.*, Paris, 1769, II, 88).

Il n'est pas sans intérêt de faire remarquer que chez le manœuvre Gau, les ligaments articulaires paraissent avoir résisté davantage que chez les autres blessés analogues. Les auteurs affirment, en effet, que les ligaments cèdent et se déchirent immédiatement avant que les éléments musculaires se séparent de leur insertion tendineuse. On a pu remarquer que , pour notre blessé , les ligaments ont résisté à l'effort , et c'est l'os qui a cédé avant l'arrachement du tendon. Les débris osseux retenus par les restes des ligaments ont été excisés les 6ᵉ et 9ᵉ jours.

Au sujet des complications qui font considérer ces lésions comme toujours fort sérieuses (Verneuil), il importe de signaler que le blessé que nous avons observé est un épileptique avéré, et que nous n'avons rien observé qui puisse être rapproché du tétanos, que M. Legouest a signalé dans les cas de ce genre. (*Soc. de Chir.*, 1ᵉʳ sept. 1874.) On remarquera encore que si les accidents inflammatoires consécutifs n'ont pas été jusqu'à la suppuration , il y convient d'attribuer ce résultat aux émissions sanguines. Ce résultat est d'autant plus intéressant que le blessé avait à faire chaque jour plus de quatre kilom. à pied pour se présenter à la consultation.

Il semble cependant résulter des observations publiées jusqu'ici que les probabilités d'inflammation sont plus grandes lorsque le tendon est seul arraché , tandis que la marche de la réparation est plus bénigne si une portion musculaire a été arrachée en même temps que le tendon, comme c'est le cas de l'observation de M. Amédée Paris (d'Angoulême) et aussi celle du chirurgien-major Planque, de Lille en Flandre (*Mém. de l'Acad. roy. de Chir.* Paris, 1769 , II, 88), dans l'un et l'autre cas pour le long extenseur du pouce.

On remarquera, pour terminer, la valeur du pansement de Lister sur cette plaie, pour laquelle il n'a été fait aucune égalisation des bords, aucune résection des pièces osseuses.

II.

Plaies par éclatement des doigts et des orteils [1].

On observe dans les grandes usines divers accidents produits par la compression rapide, mais cependant pas tout-à-fait subite, que déterminent les machines-outils et plus particulièrement les tours, les machines à raboter, à mortaiser, etc.

Que le traumatisme soit limité aux doigts ou au bord cubital de la main, et l'on remarque fréquemment ce qui suit : La peau calleuse, singulièrement résistante de l'ouvrier, ne présente ni à la face palmaire, ni à la face dorsale aucune ecchymose, aucune excoriation, aucune altération directement attribuable au traumatisme. Et cependant la compression a réellement porté sur la face palmaire d'une part et sur la face dorsale d'autre part. Que l'on examine de plus près le membre blessé, et l'on trouve que les points directement atteints sont d'une sensibilité notablement exagérée, d'un ramollissement qui n'est point coutumier dans cette partie de la main de l'ouvrier. Si l'on examine ensuite, et par opposition, le bord cubital et le bord radial, on aperçoit et sur l'un et sur l'autre bord une plaie béante, d'une forme allongée, à bords nets, mais non pas réguliers comme le sont les bords des plaies par instrument tranchant.

Ces lèvres de la plaie, loin d'avoir de la tendance à l'accollement, sont écartées, béantes, et laissent échapper des pelotons graisseux qui semblent faire hernie par cette ouverture. Il est ainsi manifeste que la compression a agi sur la main de l'ouvrier comme sur une poche à parois résistantes mais peu souples : le contenu en a été modifié par le traumatisme jusqu'à devenir analogue à un épais liquide, alors que l'enveloppe a résisté et n'a subi aucune altération facilement appréciable dans la partie qui a directement supporté l'effort du trau-

____

(1) Observations recueillies par R. Couëtoux.

matisme. On a ainsi une **plaie par cause indirecte**, qui est toujours **résultat d'un éclatement** et dont la production exige deux conditions : l'épaississement de l'épiderme et du derme de l'ouvrier, d'une part, et, d'autre part, la diffluence des pelotons cellulo-graisseux profondément meurtris par la brutale compression de la machine-outil.

Nous rapporterons quelques faits récemment observés, et tous rédigés par M. R. Couëtoux.

OBSERVATION I. — Le 21 mai 1881, l'homme d'équipe Thiel André, âgé de 25 ans, reçoit sur le pied droit une pièce de fonte qui était tombée d'une faible hauteur dans la gare St-Sauveur à Lille.

Le gros orteil porte une plaie contuse avec éclatement.

Observée pour la première fois le 22 mai, lendemain de l'accident, cette plaie, située sur le bord interne de l'orteil, présente des bords peu écartés, assez nets, sans apparence ecchymotique, sans aucune de ces mâchures qui caractérisent les plaies contuses encore fraîches. Les pelotons cellulo-graisseux qui comblent l'espace entre les deux lèvres de la plaie sont saigneux, peu cohérents et d'une teinte d'autant plus rougeâtre qu'ils sont mieux exposés au contact de l'air depuis la veille.

La sensibilité est très exagérée et présente bien le type ordinaire dans la contusion, tant sur la face inférieure que sur la face dorsale : l'ongle n'est pas complètement décollé. La seule ecchymose visible est limitée à une portion seulement du pli cutané qui est au-dessous de l'articulation métacarpo-phalangienne. La plaie elle-même présente une sensibilité à peine plus marquée que la normale. L'observation de ce blessé n'a pu être continuée.

OBSERVATION II. — Le 6 juillet 1881, dans une manœuvre de la gare de Fives, la locomotive a imprimé un mouvement de recul mal proportionné au petit nombre des wagons. Au moment du choc brusque qui en est résulté, l'homme d'équipe Bastien J.-B., 25 ans, maniait des plaques de fonte sur un des wagons. La main s'est trouvée subitement comprimée entre les bords de ces plaques de fonte et le rebord du wagon.

Outre des plaies contuses directes des phalanges unguéales des trois derniers doigts, il en résulte sur le médius un décollement complet de l'ongle et un éclatement sur le côté de la phalange métacarpienne. Cette plaie par éclatemeut fait un réel contraste par la netteté de ses bords, dont l'aspect donnerait l'idée d'une plaie par instrument tranchant, si ces mêmes bords étaient plus rectilignes. Toutes les plaies contuses voisines ont des bords irréguliers, ecchymotiques, variables dans leur épaisseur et leur consistance, concordant enfin avec tous les signes de la contusion de l'organe.

Tout-à-fait à l'extrémité de ce même doigt se trouve une fissure, dont la direction est perpendiculaire à celle de la surface de l'ongle. Peu étendue, très peu profonde, presque pas béante et ne laissant échapper aucun élément sous-cutané, cette plaie constitue *le minimum* de la plaie par éclatement.

Bien que cet homme ne présentât aucune condition diathésique fâcheuse, quatre jours furent nécessaires pour la cicatrisation d'une si petite plaie.

La plaie par éclatement, située sur le côté de la phalange métacarpienne, fut environ douze jours à se cicatriser. Jamais tuméfiée à la manière des plaies contuses voisines, elle ne se rétrécit qu'avec une extrême lenteur. Le fond de la plaie, tout d'abord situé au même niveau que les bords, se déprime à mesure que les pelotons graisseux se flétrissent et se résorbent.

Le 12 et aussi les deux jours suivants, quelques lambeaux sont éliminés; des bourgeons charnus paraissent et la cicatrisation s'opère avec lenteur, et en laissant une dépression bien nette et peu moins étendue que la plaie primitive.

OBSERVATION III. — Le 11 juillet 1881, l'accrocheur Fervin Florimond, 35 ans, de la gare de Fives, exécute la manœuvre de l'accrochage des wagons contrairement aux instructions. Dans l'action de placer le crochet de traction dans la barre d'attelage, il place l'extrémité des doigts, non pas en dehors, mais bien au-dessous de la barre d'attelage. Le médius droit plus saillant est comprimé.

Il en résulte une contusion, avec une plaie par éclatement, à la face palmaire de la phalange unguéale , située à l'union de la partie palmaire et de la partie terminale du doigt ; cette plaie est dirigée transversalement , longue de plus d'un centimètre, à bords très nets, laissant échapper toute une masse de pelotons cellulo-graisseux qui ne laissent pas suinter la moindre goutte de sang.

La plupart de ces pelotons graisseux, très peu adhérents, sont facilement enlevés par l'acte même du lavage des doigts. Après cette extirpation assez importante , les bords de la plaie peuvent être assez bien rapprochés, presque accolés à l'aide d'une bandelette de spara-drap-diachylum. Le pansement par occlusion est ensuite complété.

15 juillet, la plaie semble guérie , mais, laissée sans pansement, elle s'ouvre de nouveau le soir même, et donne un écoulement de sang qui contraste avec l'état étanche de la plaie récente ; même pansement.

19 juillet, bourgeons charnus de bonne nature ;

23 juillet, guérison.

OBSERVATION IV. — Le 29 juillet 1881, le tourneur P. S., âgé de 50 ans, a la main prise entre son tour et sa pièce, pendant la marche de la machine-outil. La phalange unguéale du médius droit plus comprimée que le reste par une saillie de la pièce a subi un éclatement sur la partie latérale externe de la phalange unguéale. Sensibilité très vive de toute cette partie du doigt , moins marquée dans la plaie elle-même et sur les bords , que partout ailleurs. Le blessé est resté sans pansement pendant plusieurs heures.

31 juillet. Un peu d'angioleucite de l'avant-bras et d'adénite axillaire. (Purgatif et sudorifiques.)

3 août. — Les pelotons cellulo-graisseux ne font plus saillie hors de la plaie ; sensibilité du doigt redevenue normale ; angioleucite très améliorée ; adénite presque stationnaire. (Purgatifs et amers.)

6 août. — La plaie suit une marche régulière.

19 août. — Guérison.

OBSERVATION V. — Le 22 juillet 1881 , le chaudronnier Mesplons Léonard, 29 ans, a la main comprimée entre une lame de tôle et le bord d'un wagonnet.

Le médius droit présente, à côté d'une plaie contuse qui divise l'ongle transversalement et en décolle toute la moitié supérieure, une autre plaie par éclatement, située près du bord externe de ce doigt. Les pelotons cellulo-graisseux qui font saillie s'opposent au rapprochement des lèvres de cette plaie. On applique le pansement de Lister.

Le 25 juillet, le pansement est renouvelé pour la première fois. Les deux bords de la plaie par éclatement ne sont plus éloignés l'un de l'autre par les pelotons graisseux. On ne voit dans la plaie qu'une matière d'un gris verdâtre, qui n'est pas un obstacle à l'affrontement des lèvres de la plaie. Sur le protective on observe très nettement quelques petits points jaunes, brillants, faisant tache sur le papier : c'est de la matière grasse provenant des pelotons graisseux, qui, trois jours auparavant, faisaient hernie entre les bords de la plaie par éclatement.

Le 28 juillet, on trouve encore quelques points de matière grasse sur le protective. De la plaie par éclatement, on retire aisément quelques filaments grisâtres. L'affrontement de cette plaie peut être fait d'une manière complète.

Le 7 août, la guérison est acquise.

Pendant que nous faisions des recherches au sujet de ces faits, fut envoyé un blessé qui paraissait avoir plusieurs plaies par éclatement. Il n'est pas sans importance de rapporter son observation, avec quelques détails, pour mieux faire apprécier la physionomie particulière des plaies par éclatement.

Ayant eu la main droite prise entre la bielle et la manivelle d'une machine à vapeur, qu'il nettoyait pendant la marche, le chauffeur Jules Lauten, 33 ans, présente, outre une plaie contuse du pouce, avec fracture de la phalangette et décollement complet de l'ongle, trois plaies longitudinales des doigts. L'une de trois à quatre centimètres sur le bord radial du médius. Les deux autres sont sur les deux bords de l'index : celle du bord radial est longue de 6 centim., celle du bord cubital, longue de trois centimètres. On ne trouve aucune saillie, aucune hernie de peloton cellulo-graisseux entre les lèvres de ces différentes plaies. Il n'y a pas de sensibilité au toucher, ni sur la face dorsale, ni sur la face palmaire de ces doigts. Ce sont les plaies elles-mêmes qui sont sensibles , dans toutes leurs parties. Le bord de l'une d'elles décollé et déchiqueté indique une action de glissement. Toutes ces plaies sont très saigneuses. En écartant leurs lèvres, on les trouve très nettement séparées , sans aucun tractus , allant de l'une à l'autre lèvre. Ce sont de vrais lambeaux dont la surface meurtrie est tout imprégnée de sang. Ces plaies ne sont donc pas des plaies par éclatement.

L'observation ultérieure a d'ailleurs , bien confirmé cette appréciation. L'inflammation éliminatrice des plaies contuses ordinaires a été très nette. Les phases de la sensibilité et la marche de la cicatrisation ont été naturelles. Le détachement en masse de la couche épidermique au pourtour de la plaie s'est effectué selon le type bien connu. Pas une goutte d'huile sur le protective ; pas de dépression notable du fond de la plaie ; aucune élimination de débris des pelotons cellulo-graisseux.

D'ailleurs, lorsqu'on examine sur place le mécanisme de l'accident, on voit l'action d'un corps contondant qui rencontre les surfaces organiques sous une incidence oblique. On comprend que , dans ces conditions, les tissus fuient la pression, glissent sur les points d'appui, se laissent distendre , tirailler et résistent jusqu'aux dernières limites de leur extensibilité. La solution de continuité s'est effectée à la fin , mais autant par traction que par pression et la lésion est ainsi plutôt un décollement , un arrachement qu'une contusion à proprement parler, ainsi que l'écrit M. le prof. Verneuil (¹).

Dans les cinq faits qui précèdent et dans d'autres analogues , il a été possible de reconnaître un mécanisme à peu près uniforme dans l'action du corps contondant.

La durée d'action de ce corps contondant n'est pas absolument subite , comme l'est celle d'un coup de marteau. Cette action est presque assez lente pour justifier l'expression de compression ; mais elle est encore assez violente pour aller au-delà de la compression

---

(1) Art. CONTUSION du *Dict. enc. des Sc. méd.* Paris, 1877, p. 108.

simple. C'est ainsi qu'agissent beaucoup de machines-outils, de même encore les colis pesants qui tombent d'une faible hauteur.

Le corps contondant présente de même que le point d'appui une surface large, faute de quoi il y aurait pénétration ;

une surface lisse ;

une consistance assez dure.

La forme de la plaie diffère de celle de la plaie contuse classique. Ordinairement linéaire, suivant parfois la direction des sillons de la face palmaire des doigts ou des orteils, cette direction n'est pas nécessairement rectiligne. Il n'y a pas les irrégularités, les mâchures, l'aspect ecchymotique, les lambeaux meurtris de la plaie contuse des classiques. Dans la plaie par éclatement, les deux lambeaux sont écartés l'un de l'autre par des pelotons cellulo-graisseux. Après l'enlèvement de ces pelotons graisseux, on voit des tractus celluleux allant de l'une à l'autre lèvre ; et en même temps, peu ou pas d'écoulement de sang.

Les lèvres de la plaie ont leur couleur et leur forme ordinaires ; aucune meurtrissure ; l'écoulement de lymphe qui se produit quelques heures après les plaies par instrument tranchant, passe ici presque inaperçu ; il n'y a rien non plus de cette sensibilité si vive qui caractérise la contusion et la plaie contuse classique. On est tenté de partager le sentiment du blessé : « ce n'est rien qu'une simple écorchure ! »

Toutefois, surtout pour le pied, il n'en est plus de même après l'exploration des deux faces qui sont perpendiculaires à celle qui porte la plaie par éclatement. Aussi bien celle qui répond au point d'appui, que celle qui a supporté l'effort du corps contondant, toutes deux également sensibles à la pression, indiquent l'importance de la meurtrissure, alors même qu'il n'existe ni excoriation, ni ecchymose.

La marche du processus de réparation est plus lente que celle des plaies par instrument tranchant, puisqu'il n'y a jamais réunion par première intention ; elle est plus rapide que celle de la plaie contuse, parce qu'elle ne comporte ni élimination importante d'éléments sphacélés, ni surtout cette inflammation plus ou moins intense des contusions sans ou avec glissements, qui sont accompagnées de plaies directes. Les lèvres de la plaie restent toujours dans le même état. Les pelotons graisseux deviennent diffluents. Les éléments gras sont éliminés les premiers, et se retrouvent plus ou moins abondants dans les pièces du pansement. L'élimination des débris celluleux se fait ensuite très aisément et sans réaction notable.

L'angioleucite avec retentissement dans les ganglions a été observée quelquefois, notamment dans l'observation IV. Cette complication paraît assez facile à interpréter, lorsqu'on se rend compte de l'attrition profonde qui résulte de l'action du corps contondant sur des tissus aussi riches en lymphatiques que le sont les doigts et les orteils. Elle s'explique surtout par le manque de propreté de la plaie et le défaut de protection par un pansement satisfaisant dès les premiers jours du traitement.

Conclusions : 1º Les plaies par éclatement résultent de l'action pas absolument subite d'un corps contondant, de consistance assez dure et de surface lisse et large (beaucoup de machines-outils) sur un doigt, dont la peau est dure et sans soûplesse ;

2º La forme est ordinairement linéaire, jamais ecchymotique, toujours exsangue. Les deux lèvres de la plaie sont séparées par des pelotons graisseux, qui font hernie ; elles sont unies par des tractus celluleux. Ces lèvres sont également nettes, insensibles, sans tuméfaction, ni rougeur, ni chaleur. Les deux faces qui ont supporté directement l'effort du traumatisme sont très sensibles, alors même qu'elles ne portent pas d'ecchymose ;

3º La marche de la cicatrisation est très simple, mais lente, toujours sans notable réaction inflammatoire ;

4º L'angioleucite et l'adénite peuvent compliquer cette marche de cicatrisation ;

La cicatrice récente est aisément réouverte.

5º Tous les pansements ordinaires des plaies paraissent convenir également bien pour le traitement des plaies par éclatement.

III.

Plaies par usure. — Coups de meule.

Les meules des grands établissements industriels servent, non seulement à aiguiser les instruments, mais encore à user bon nombre de pièces de fer ou d'acier.

Quelle que soit la nature de la meule (pierre meulière, granit ou pâte à base d'émeri), la plaie qui résulte de son action sur les doigts ou sur la main est toujours déterminée par usure.

Superficielle, elle intéresse seulement l'épiderme et une épaisseur variable du derme. On n'observe alors aucune douleur spontanée, mais une sensibilité modérée par le contact et un écoulement de lymphe extrêmement abondant. C'est là un accident de si minime importance, qu'il passe fréquemment inaperçu.

Dès qu'il dépasse le derme, le coup de meule franchit toujours d'emblée toute la couche cellulo-graisseuse; il atteint constamment soit le tendon soit l'os sous-jacent. Plus étendue dans ce cas, la plaie est d'une vive sensibilité au toucher; elle est douloureuse par le moindre mouvement; l'écoulement de lymphe un peu moins abondant que pour la plaie superficielle, se complique d'une hémorrhagie osseuse extrêmement tenace si le squelette est atteint.

Le second jour de l'accident, la douleur dans les mouvements est encore plus marquée. L'écoulement de lymphe devient plus abondant que l'hémorrhagie osseuse et la plaie commence à s'excaver.

Le troisième et surtout le quatrième jour, le coup de meule présente un aspect tout spécial. La plaie est devenue remarquablement concave par le fait de la tuméfaction de tous ses bords et surtout de son pourtour. Dans une étendue de 2 à 4 centimètres, la zone qui entoure la plaie excavée et suintante présente une exquise sensibilité au toucher, une rougeur peu intense, à bords peu nets et irrégulièrement dessinés. Cet aspect indique une angioleucite dont l'existence est confirmée par un engorgement habituellement minime des ganglions lymphatiques correspondants.

L'écoulement de lymphe est cependant encore très abondant.

Ce n'est que vers le sixième jour que la tuméfaction périphérique tombe réellement et rend à la plaie un aspect presque parfaitement nivelé. C'est alors encore que disparaît l'écoulement de lymphe et alors aussi que l'on distingue de très petits bourgeons charnus, séparés les uns des autres par un coagulum de lymphe plastique. C'est enfin l'époque où les mouvements cessent d'être douloureux. L'ouvrier reprend son travail et la plaie se cicatrise désormais régulièrement, mais avec une extrême lenteur.

Les détails des observations sont dépourvus d'intérêt.

Les plaies par usure se rencontrent plus particulièrement sur toutes les parties saillantes des mains : face dorsale des articulations métacarpo-phalangiennes et des articulations phalangiennes des doigts ; plus rarement sur la face dorsale de la main ou des phalanges dans la portion qui correspond à la continuité des os ; exceptionnellement c'est à la partie terminale même du doigt.

Une seule fois, un apprenti s'est présenté à la consultation avec une plaie par usure de la largeur d'une lentille précisément sur le milieu de l'ongle. Dès le troisième jour tout le doigt était très douloureux spontanément, sensible au moindre contact ; la fièvre étaittrès notable. Le quatrième jour la plaie avait la forme d'un bourgeon ressemblant davantage à une fongosité qu'à un bourgeon charnu, et se trouvant comme étranglé par le pourtour de la perforation de l'ongle· La guérison ne fut acquise que le treizième jour, peut-être en raison de l'état lymphatique de la constitution de l'enfant.

Pour ces plaies par coup de meule, tous les pansements paraissent donner les mêmes résultats.

L'angioleucite circonscrite n'a jamais pu être prévenue chez nos blessés ; mais elle a été heureusement combattue par le repos, les purgatifs et les sudorifiques, spécialement dans quelques cas où elle a été accompagnée de fièvre intense.